AF463463

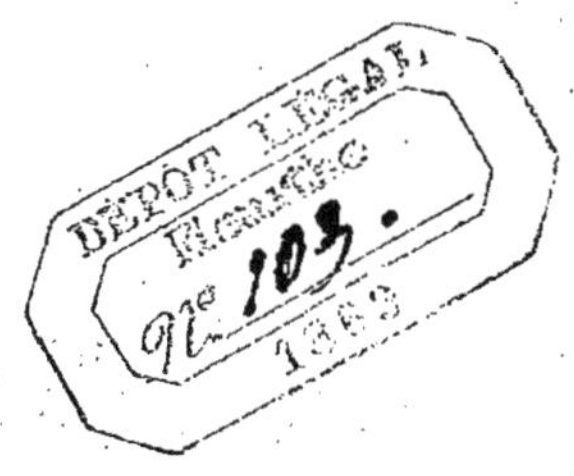

RECHERCHES

SUR LE

VOLUME ET LA CAPACITÉ DU CRÂNE

SUR LE

VOLUME ET LE POIDS DE L'ENCÉPHALE

COMPARÉS CHEZ L'HOMME ET CHEZ LA FEMME

PAR

LE DOCTEUR LÉON PARISOT

Professeur titulaire d'Anatomie et de Physiologie à l'École
de Médecine de Nancy,
Médecin de l'hospice Saint-Stanislas (Enfants malades et assistés),
Chevalier de la Légion d'honneur.

Dans les sciences expérimentales, il est des assertions qui, pour devenir la formule d'une loi, ont besoin de reposer sur une masse de faits identiques. Si elles résistent à ce contrôle, elles sont seulement alors l'expression réelle de la vérité. Aussi, c'est pour aider à la solution d'une question encore en litige, que je publie aujourd'hui le résultat de mes recherches sur le volume et la capacité du crâne et le volume et le poids de l'encéphale comparés chez l'homme et chez la femme ; ce seront de nouveaux matériaux qui viendront s'ajouter à ceux amassés par MM. Parchappe (1) et Sappey (2).

J'ai suivi le plan et la méthode de ce dernier anatomiste, comme mes résultats concordent avec les siens, ils donnent à ses conclusions un plus grand degré de certitude, puisque je me suis placé dans les mêmes conditions d'expérimentation.

Comme M. Sappey, j'ai fait porter mes recherches sur 32 individus, savoir 16 hommes et 16 femmes, pris au hasard soit aux autopsies de la clinique médicale de l'hôpital St-Charles, soit parmi les sujets destinés aux travaux anatomiques ; j'ai éliminé les individus atteints d'affection aiguë ou chronique des centres nerveux ; parce qu'ils peuvent introduire une source d'erreur, l'encéphale des aliénés étant généralement plus pesant : pour les mêmes motifs, j'ai tenu compte du genre de maladie et de l'état d'embonpoint du sujet ; l'encéphale étant également plus lourd chez les obèses ou la suite des maladies aiguës et de courte durée que dans les conditions opposées : mais je n'ai pas eu égard à la taille et au poids de chaque individu, comme l'a fait M. Parchappe ; parce que d'après les recherches de ce savant, ces données organiques ne m'ont pas

(1) Recherches sur l'encéphale. Paris. 1836.

(2) Comptes rendus et Mémoires de la Société de Biologie, t. III, de la 3e série, année 1861.

semblé exercer d'influence sur le poids et le volume de l'encéphale.

Les 16 hommes étaient âgés de 31 à 76 ans, et les 16 femmes de 19 à 66.

Neuf hommes et 10 femmes avaient succombé à des affections chroniques (tubercules pulmonaires, cancers du pylore, du foie et de la matrice), tous étaient émaciés ; 7 hommes et 6 femmes avaient été enlevés soit par des maladies aiguës (pneumonie et pleurésie), soit par des maladies chroniques accompagnées d'œdème (hypertrophie du cœur, albuminurie) ; ici l'embonpoint était conservé.

J'ai dû rechercher alors chez l'homme et chez la femme :

1° Le volume du crâne ;

2° La capacité de cette cavité ;

3° Le volume et le poids de l'encéphale, afin de déterminer si le sexe imprime une modification à ces parties.

Dans cette étude minutieuse, j'ai été parfaitement secondé par M. le docteur Valentin ; je me plais à lui en témoigner ici toute ma gratitude.

1° *Volume du crâne.*

Pour évaluer le volume du crâne, j'ai mesuré les principales courbes qui circonscrivent cette cavité.

On en distingue trois qu'on peut désigner d'après la direction qu'elles présentent sous le nom de courbe horizontale, courbe transversale, courbe antéro-postérieure.

La courbe horizontale répond en avant à la partie moyenne de la bosse nasale et en arrière à la partie la plus saillante de la protubérance occipitale externe. C'est la plus grande de toutes les courbes qui circonscrivent le crâne. Elle suit le contour de la partie inférieure, c'est-à-dire de la partie la plus large des hémisphères du cerveau.

La courbe antéro-postérieure s'étend de la partie centrale de la bosse nasale au sommet de la protubérance occipitale externe. Les points de repère par conséquent sont les mêmes que pour la précédente. Elle suit le contour du bord supérieur des hémisphères cérébraux qu'elle mesure à la fois dans leur plus grande longueur et leur plus grande hauteur.

La courbe trasversale s'étend du tragus d'un côté au tragus du côté opposé en passant par le sommet du vertex. Les tragus qui forment les points de départ et de terminaison de cette ligne correspondent par leur partie la plus saillante à l'axe même du conduit auditif externe. Une ligne transversale tirée de l'un à l'autre suit la direction de cet axe et croise dans son trajet la partie moyenne de la gouttière basilaire. Ces deux saillies représentent donc des points de repère très-précis pour la mensuration de la courbe transversale, courbe qui mesure dans sa plus grande largeur et sa plus grande hauteur le volume du crâne.

Voici les résultats moyens que la mensuration de ces courbes m'a fournis :

	Courbe horizontale.	Courbe verticale.	Courbe antéro-postérieure.
Hommes..........	0m, 522	0m, 338,5	0m, 311
Femmes..........	0m, 499,5	0m, 327	0m, 302,6
Différence en faveur de l'homme.....	0m, 022,5	0m, 011,5	0m, 008,4

Les trois principales courbes que nous présente le crâne sont donc toutes les trois, plus grandes chez l'homme que chez la femme. La différence est même assez notable, puisqu'elle s'élève, pour la courbe horizontale à plus de deux centimètres, et pour l'antéro-postérieure à près d'un centimètre. Ces chiffres sont d'accord avec ceux indiqués par M. Sappey, seulement deux sont plus élevés de quelques millimètres, comme du reste on peut s'en convaincre par l'inspection du tableau suivant.

Moyenne des trois principales courbes qui circonscrivent le crâne d'après M. Sappey.

	Courbe horizontale.	Courbe verticale.	Courbe antéro-postérieure.
Hommes..........	0m, 522	0m, 351	0m, 307
Femmes..........	0m, 505	0m, 338	0m, 297
Différence en faveur de l'homme.....	0m, 017	0m, 013	0m, 010

D'après la mensuration des principales courbes qui circonscrivent le crâne, nous sommes donc pleinement autorisé à admettre que le crâne est plus volumineux chez l'homme que chez la femme.

*

2° *Capacité du crâne.*

Le crâne étant plus volumineux chez l'homme, il devient extrêmement probable que la capacité de cette cavité est aussi plus considérable chez lui.

Il importe donc de confirmer cette probabilité par l'observation. Un des meilleurs procédés d'évaluation de la capacité du crâne est la mensuration de ses diamètres intérieurs.

On y reconnaît trois diamètres principaux :

Le diamètre antéro-postérieur interne s'étend de la partie inférieure et médiane du frontal à la protubérance occipitale interne.

Le transversal interne s'étend de la paroi latérale d'un côté à la paroi correspondante du côté opposé. Pour le vertical interne, l'extrémité supérieure correspond au vertex.

On obtient ce dernier point de repère à l'aide des coupes suivantes qui servent en même temps à extraire l'encéphale sans l'altérer. On divise d'abord le crâne horizontalement en avant de la bosse nasale, puis de chaque côté au niveau de la courbe horizontale passant par la bosse précédente en avant et par la protubérance occipitale externe en arrière. On pratique ensuite sur le sommet de la tête deux traits de scie l'un antéro-postérieur et médian, l'autre transversal au niveau d'un plan passant par les tragus. Ces divers traits de scie effectués, on brise avec le marteau les points intermédiaires, et l'on enlève ainsi les trois quarts de la voute du crâne. Le quart qui reste en place répond par sa pointe, taillée à angle droit, au sommet du vertex, et l'on obtient ainsi le point de repère nécessaire pour mesurer le diamètre vertical. Une tige verticalement abaissée de ce point, vient tomber sur la partie la plus déclive de la gouttière basilaire, c'est-à-dire au-dessus de la partie antérieure du trou occipital, à 6 millimètres au-dessous et en arrière d'une ligne fictive qui raserait transversalement la partie la plus élevée des tubercules situés un peu avant des trous condyliens antérieurs.

Or, des trois diamètres intérieurs de la cavité du crâne, le plus long est l'antéro-postérieur, vient ensuite le transversal, puis le vertical. Les chiffres qui suivent expriment leur étendue moyenne dans les deux sexes.

	Diamètre antéro-postérieur.	Diamètre transversal.	Diamètre vertical.
Hommes	0m, 154	0m, 125,8	0m, 125,7
Femmes	0m, 151,8	0m, 122,5	0m, 121,5
Différence en faveur de l'homme	0m, 002,2	0m, 003,3	0m, 004,2

Ainsi tous les diamètres intérieurs du crâne sont plus grands chez l'homme que chez la femme. La différence en faveur de l'homme est d'un peu plus de 4 millimètres pour le vertical, de 3 pour le transversal et de 2 pour l'antéro-postérieur. Le vertical est donc celui qui diffère le plus dans les deux sexes.

De ce fait il résulte que le crâne, chez l'homme, est essentiellement caractérisé par la prédominance de ses dimensions verticales, prédominence qui atteste chez lui un développement plus considérable de la partie supérieure des hémisphères cérébraux, et, chez la femme, par la petitesse comparative de ces mêmes dimensions, c'est-à-dire par la forme plus aplatie du vertex. En résumé tous les diamètres internes étant plus longs dans le sexe masculin que dans le sexe féminin, il faut admettre que la capacité du crâne est plus grande chez l'homme que chez la femme.

Ces conclusions sont identiques à celles de M. Sappey, ainsi que l'atteste le tableau suivant :

	Diamètre antéro-postérieur.	Diamètre transversal interne.	Diamètre vertical interne.
Hommes	0m, 150	0m, 131,6	0m, 128
Femmes..........	0m, 146	0m, 127	0m, 120
Différence en faveur de l'homme.....	0m, 004	0m, 004,6	0m, 008

3° *Volume et poids de l'Encéphale.*

En présence du volume et de la capacité du crâne, il est intéressant de mettre le volume et le poids de l'encéphale correspondant.

Dans ce but, j'ai extrait de son enveloppe osseuse, en la conservant intacte, la masse encéphalique chez les 32 individus qui ont servi à mes recherches.

La moëlle épinière a été coupée chaque fois au

niveau de l'entrecroisement des pyramides, en sorte que le bulbe rachidien se trouvait intégralement compris dans la masse encéphalique. Celle-ci était placée sur le plateau de la balance, entourée de ses membranes, c'est-à-dire de l'arachnoïde et de la pie-mère, et je procédais immédiatement à la détermination de son poids.

Sur chaque individu j'ai pesé successivement l'encéphale, le cerveau, le cervelet, la protubérance annulaire et le bulbe rachidien. Pour isoler le cerveau, je coupai les pédoncules cérébraux immédiatement au-dessus de la protubérance; j'isolai de même le cervelet par la section des pédoncules cérébelleux moyens et supérieurs à leur entrée dans cet organe, et le bulbe en le séparant au niveau du sillon qui limite sa partie supérieure.

Les moyennes des résultats que j'ai observés se trouvent énoncés dans le tableau suivant :

	Encéphale.	Cerveau.	Cervelet.	Protubérance.	Bulbe.
Hommes.	1^k, 287	1^k, 124	0^k, 130	0^k, 019,5	0^k, 008
Femmes.	1^k, 217	1^k, 059	0^k, 129	0^k, 019	0^k, 007,9
Différen. en faveur de l'hom^e	0^k, 070	0^k, 065	0^k, 001	0^k, 000,5	0^k, 000,1

Il ressort de l'examen de ce tableau que l'encéphale présente un poids plus considérable chez l'homme que chez la femme, que la différence moyenne est de 70 grammes, que cette différence porte presque uniquement sur le cerveau pour lequel elle s'élève à 65 grammes ; le cervelet, la protubérance et le bulbe variant à peine d'un sexe à l'autre.

Mais en comparant ces moyennes avec celles indiquées par M. Sappey, il existe une différence qui se manifeste principalement sur les poids de l'encéphale et du cerveau de l'homme, l'écart entre nos deux séries est de 71 grammes en plus pour l'encéphale et de 62 gr. pour le cerveau ; tandis que les chiffres sont à peu près identiques pour le sexe féminin et pour la protubérance et le bulbe dans les deux sexes.

Poids de l'encéphale d'après M. Sappey :

	Encéphale.	Cerveau.	Cervelet.	Protubérance.	Bulbe.
Hommes.	1^k, 358	1^k, 187	0^k, 143	0^k, 0215	0^k, 0080
Femmes.	1^k, 256	1^k, 093	0^k, 137	0^k, 0200	0^k, 0075
Différen. en faveur de l'hom^e	0^k, 102	0^k, 094	0^k, 006	0^k, 0015	0^k, 0005

Cette différence s'explique par l'examen du tableau détaillé de M. Sappey. En effet, tandis que cet anatomiste compte cinq individus dont l'encéphale dépasse 1,400 gr., je n'en trouve qu'un seul dans ma série dont l'encéphale soit supérieur à ce chiffre (1, 410 gr.).

En parallèle avec les différences sexuelles de l'encéphale, il n'est pas sans intérêt de mettre les différences individuelles. Chez la femme, l'encéphale le plus lourd que j'ai rencontré pesait 1,448 g. et le cerveau 1,265 gr. Les moins lourds présentaient un poids pour l'un de 1,026 gr., et pour l'autre de 0,898.

Dans ce sexe, l'encéphale peut donc varier d'un individu à l'autre de 422 gr. et le cerveau de 367 g. Ces chiffres sont supérieurs à ceux obtenus par M. Sappey ; dans sa série, en effet, le plus pesant est 1,376 gr. et le plus léger 1,088 gr. soit un écart de 288 gr. d'un individu à l'autre. Dans le sexe masculin la différence serait plus grande pour M. Sappey, puisque chez un individu il a pu observer un encéphale dont le poids s'élevait à 1,510 ; et chez un autre ce poids atteignait seulement 1,062 gr. et différait du précédent, par conséquent, de 448 gr. Dans ma série, le plus lourd encéphale que j'ai trouvé est 1,410 gr., et le moins lourd 1,115 gr. ce qui établissait une différence de 305 g. seulement entre les deux.

Nancy, impr. de Sordoillet et fils, rue du faubourg Stanislas, 3.

DIMENSIONS DU CRANE ET POIDS DE L'ENCÉPHALE

CHEZ L'HOMME, *d'après M. Sappey.*

NOMBRE.	AGE.	COURBE horizontale.	COURBE verticale transverse.	COURBE verticale antéro-post.	DIAMÈTRE antéro-postérieur externe.	DIAMÈTRE antéro-postérieur interne.	DIAMÈTRE transverse externe.	DIAMÈTRE transverse interne.	DIAMÈTRE vertical externe.	DIAMÈTRE vertical interne.	Encéphale.	Cerveau.	Cervelet.	Isthme.	Bulbe.
	ans.	m.	m.	m.	m.	m.	m.	m.	m.	m.	k.	k.	k.	k.	k.
1	38	0,535	0,356	0,309	0,174	0,148	0,140	0,135	0,142	0,136	1,596	1,218	0,150	0,024	0,008
2	35	0,525	0,365	0,317	0 175	0,150	0,141	0,156	0,129	0,124	1,510	1,327	0,151	0,029	0,008
3	55	0,499	0,348	0,297	0,168	0,145	0,152	0,127	0,135	0,129	1,515	1,148	0,137	0,023	0,009
4	22	0,541	0,544	0,330	0,183	0,165	0,138	0,134	0,132	0,126	1,526	1,144	0,152	0,025	0,008
5	30	0,527	0,351	0,298	0,180	0,152	0,139	0,133	0,131	0,123	1,526	1,163	0,141	0,018	0,007
6	57	0,540	0,370	0,327	0,183	0,151	0,142	0,137	0,139	0,133	1,424	1,250	0,148	0,019	0,008
7	48	0,545	0,362	0,313	0,184	0,160	0,139	0,154	0,146	0,140	1,456	1,281	0,141	0,023	0,009
8	45	0,525	0,342	0,294	0,176	0,152	0,141	0,136	0,156	0,130	1,553	1,179	0,148	0,020	0,008
9	20	0,503	0,355	0,504	0,170	0,146	0,139	0,136	0,147	0,142	1,352	1,172	0,151	0,023	0,008
10	47	0,532	0,345	0,288	0,180	0,154	0,140	0,137	0,121	0,116	1,550	1,176	0,147	0,021	0,008
11	70	0,527	0,338	0,323	0,178	0,146	0,135	0,128	0,140	0,132	1,452	1,285	0,138	0,023	0,008
12	25	0,503	0,350	0,297	0,171	0,147	0,128	0,122	0,128	0,123	1,228	1,061	0,142	0,019	0,007
13	73	0,494	0,336	0,300	0,172	0,146	0,131	0,124	0,121	0,117	1,062	0,898	0,157	0,020	0,007
14	40	0,519	0,345	0,320	0,175	0,148	0,135	0,150	0,129	0,124	1,409	1,250	0,153	0,018	0,008
15	27	0,517	0,365	0,308	0,174	0,149	0,139	0,158	0,129	0,123	1,425	1,257	0,123	0,020	0,008
16	40	0,521	0,325	0,502	0,176	0,146	0,122	0,118	0,134	0,127	1,545	1,187	0,134	0,020	0,008
Moyennes.	....	0,522	0,351	0,308	0,176	0,150	0,135,5	0,131,6	0,133,6	0,128	1,558	1,187	0,143	0,021,5	0,008

DIMENSIONS DU CRANE ET POIDS DE L'ENCÉPHALE

CHEZ LA FEMME, *d'après M. Sappey.*

NOMBRE.	AGE.	COURBE horizontale.	COURBE verticale transverse.	COURBE verticale antéro-post.	DIAMÈTRE antéro-postérieur		DIAMÈTRE transverse		DIAMÈTRE vertical		Encéphale.	Cerveau.	Cervelet.	Isthme.	Bulbe.
					externe.	interne.	externe.	interne.	externe.	interne.					
	ans.	m.	m.	m.	m.	m.	m.	m.	m.	m.	k.	k.	k.	k.	k.
1	22	0,490	0,350	0,295	0,168	0,145	0,145	0,131	0,134	0,127	1,335	1,189	0,122	0,017	0,012
2	18	0,505	0,321	0,306	0 171	0,150	0,129	0,116	0,125	0,120	1,229	1,087	0,127	0,016	0,010
3	27	0,502	0,312	0,278	0,164	0,145	0,134	0,130	0,121	0,116	1,159	1,025	0,117	0,018	0,008
4	30	0,498	0,338	0,293	0,165	0,148	0,132	0,129	0,120	0,115	1,223	1,031	0,165	0,024	0,009
5	25	0,508	0,345	0,285	0,168	0,148	0,128	0,125	0,124	0,118	1,252	1,065	0,144	0,021	0,008
6	22	0,517	0,331	0,308	0,178	0,152	0,129	0,125	0,126	0,119	1,350	1,187	0,138	0,019	0,007
7	19	0,516	0,336	0,295	0,162	0,142	0,130	0,127	0,125	0,120	1,525	1,165	0,131	0,025	0,006
8	30	0,304	0,357	0,296	0,172	0,141	0,130	0,124	0,129	0,125	1,273	1,099	0,145	0,023	0,007
9	60	0,488	0,535	0,297	0,155	0,135	0,126	0,122	0,124	0,118	1,088	0,943	0,117	0,019	0,006
10	25	0,495	0,332	0,305	0,166	0,137	0,136	0,126	0,129	0,122	1,301	1,125	0,149	0,020	0,007
11	29	0,507	0,337	0,293	0,166	0,137	0,140	0,133	0,126	0,118	1,202	1,040	0,158	0,018	0,006
12	36	0,501	0,336	0,304	0,170	0,142	0,134	0,127	0,127	0,120	1,224	1,050	0,142	0,022	0,006
13	68	0,514	0,370	0,326	0,176	0,148	0,133	0,130	0,135	0,127	1,312	1,136	0,146	0,022	0,007
14	40	0,525	0,342	0,286	0,170	0,143	0,138	0,135	0,126	0,118	1,376	1,194	0,136	0,020	0,007
15	43	0,506	0,330	0,282	0,171	0,151	0,133	0,129	0,126	0,120	1,230	1,085	0,124	0,015	0,007
16	27	0,496	0,340	0,289	0,167	0,139	0,136	0,129	0,130	0,123	1,243	1,082	0,132	0,021	0,007
Moyennes.	Femmes.	0,505	0,332	0,297	0,168	0,146	0,133	0,127	0,125	0,120	1,256	1,093	0,137	0,020	0,007,5
	Hommes	0,522	0,351	0,308	0,176	0,150	0,135,5	0,131,6	0,133,6	0,128	1,358	1,187	0,143	0,021,5	0,008
Différence en faveur de l'homme......		0,017	0,015	0,011	0,008	0,004	0,002,5	0,004,6	0,008,6	0,008	0,102	0,094	0,006	0,001,5	0,000,5

DIMENSIONS DU CRANE ET POIDS DE L'ENCÉPHALE

CHEZ L'HOMME, *d'après M. Léon Parisot.*

NOMBRE.	AGE.	COURBE horizontale.	COURBE verticale transverse.	COURBE verticale antéro-post.	DIAMÈTRE antéro-postérieur.	DIAMÈTRE transverse.	DIAMÈTRE vertical.	Encéphale.	Cerveau.	Cervelet.	Isthme.	Bulbe.	GENRE DE MALADIE — ÉTAT DE L'EMBONPOINT.
	ans.	m.	m.	m.	m.	m.	m.	k.	k.	k.	k.	k.	
1	31	0,540	0,545	0,320	0,140	0,120	0,125	1,545	1,180	0,140	0,018	0,007	Tuberc. pulm. Marasme.
2	33	0,490	0,530	0,290	0,150	0,115	0,120	1,113	0,975	0,116	0,016	0,008	Cancer du pylore. Marasme.
3	35	0,535	0,370	0,309	0,150	0,127	0,130	1,368	1,190	0,148	0,022	0,008	Tuberc. pulm. Marasme prof.
4	37	0,523	0,542	0,295	0,140	0,126	0,126	1,359	1,193	0,138	0,018	0,008	Hypert. du cœur. Embonpoint.
5	40	0,525	0,318	0,320	0,163	0,115	0,116	1,213	1,025	0,158	0,020	0,010	Tuberc. pulm. Marasme.
6	40	0,530	0,530	0,325	0,160	0,150	0,130	1,410	1,239	0,145	0,018	0,008	Pneumonie.
7	42	0,530	0,325	0,300	0,155	0,125	0,125	1,375	1,209	0,157	0,021	0,008	Pneumonie.
8	43	0,550	0,335	0,325	0,170	0,120	0,120	1,270	1,094	0,146	0,022	0,008	Péritonite.
9	43	0,520	0,530	0,300	0,160	0,130	0,120	1,134	0,987	0,125	0,015	0,007	Tuberc. pulm. Amaig.
10	47	0,550	0,370	0,325	0,160	0,135	0,130	1,208	1,050	0,130	0,020	0,008	Cancer du pylore. Amaig.
11	50	0,510	0,340	0,290	0,150	0,130	0,130	1,288	1,120	0,158	0,022	0,008	Cancer du foie.
12	55	0,520	0,337	0,515	0,150	0,125	0,125	1,500	1,158	0,152	0,021	0,009	Pneumonie.
13	56	0,520	0,320	0,300	0,150	0,150	0,152	1,362	1,185	0,148	0,021	0,008	Pleurésie.
14	60	0,540	0,350	0,320	0,150	0,140	0,140	1,330	1,188	0,120	0,015	0,007	Cancer de l'estomac.
15	65	0,532	0,545	0,325	0,162	0,120	0,120	1,329	1,185	0,115	0,025	0,008	Hypertrophie du cœur.
16	76	0,540	0,330	0,320	0,160	0,125	0,125	1,198	1,059	0,131	0,020	0,008	Hypertrophie de la prostate.
Moyennes.	.....	0,527	0,338,5	0,311	0,154	0,125,8	0,125,7	1,287,87	1,124,80	0,139	0,019,5	0,008	

DIMENSIONS DU CRÂNE ET POIDS DE L'ENCÉPHALE

CHEZ LA FEMME, *d'après M. Léon Parisot.* 4.

NOMBRE.	AGE.	COURBE horizontale.	COURBE verticale transverse.	COURBE verticale antéro-post.	DIAMÈTRE antéro-postérieur.	DIAMÈTRE transverse.	DIAMÈTRE vertical.	Encéphale.	Cerveau.	Cervelet.	Isthme.	Bulbe.	GENRE DE MALADIE — ÉTAT DE L'EMBONPOINT.
	ans.	m.	m.	m.	m.	m.	m.	k.	k.	k.	k.	k.	
1	19	0,520	0,320	0,310	0,170	0,120	0,120	1,191	1,008	0,155	0,020	0,008	Tuberc. pulm. Marasme.
2	20	0,500	0,350	0,300	0,150	0,120	0,120	1,448	1,265	0,155	0,020	0,008	Tuberc. aigu. Pas d'amaigrissement.
3	22	0,500	0,330	0,315	0,145	0,125	0,125	1,283	1,128	0,127	0,019	0,009	Albuminurie.
4	22	0,502	0,320	0,310	0,140	0,121	0,120	1,280	1,126	0,126	0,019	0,009	Pneumonie.
5	24	0,495	0,320	0,300	0,160	0,120	0,120	1,160	0,993	0,141	0,019	0,007	Tubercule. Amaigrissement.
6	30	0,490	0,300	0,318	0,150	0,120	0,120	1,146	0,992	0,132	0,014	0,008	Tubercule. Marasme.
7	34	0,520	0,330	0,300	0,160	0,125	0,125	1,273	1,105	0,140	0,020	0,008	Tubercule. Marasme.
8	39	0,490	0,320	0,300	0,150	0,120	0,120	1,154	1,020	0,110	0,017	0,007	Cancer de matrice. Marasme.
9	40	0,490	0,525	0,300	0,155	0,125	0,125	1,230	1,090	0,115	0,018	0,007	Tubercule. Marasme.
10	47	0,510	0,322	0,314	0,160	0,120	0,120	1,254	1,085	0,140	0,020	0,009	Tubercule. Marasme.
11	48	0,470	0,325	0,280	0,140	0,110	0,110	1,026	0,898	0,107	0,014	0,007	Affection organique du cœur.
12	50	0,490	0,345	0,305	0,145	0,125	0,125	1,121	0,978	0,117	0,018	0,008	Pneumonie.
13	54	0,495	0,350	0,320	0,150	0,125	0,125	1,160	1,022	0,112	0,018	0,008	Cyrrhose.
14	55	0,500	0,310	0,280	0,160	0,120	0,120	1,210	1,052	0,150	0,021	0,008	Affection organique du cœur.
15	55	0,520	0,360	0,290	0,155	0,140	0,125	1,260	1,084	0,145	0,025	0,008	Affection organique du cœur.
16	66	0,500	0,350	0,300	0,150	0,125	0,125	1,278	1,150	0,120	0,020	0,008	Cancer de matrice.
Moyennes.	Femmes.	0,499,5	0,327	0,502,6	0,151,8	0,122,5	0,121,5	1,217	1,059	0,129	0,019	0,007,9	
	Hommes	0,527	0,338,5	0,311	0,154	0,125,8	0,125,7	1,287	1,124	0,130	0,019,5	0,008	
Différence en faveur de l'homme......		0,027,5	0,011,5	0,008,4	0,002,2	0,003,5	0,004,2	0,070	0,065	0,001	0,000,5	0,000,1	

BIBLIOTHEQUE NATIONALE DE FRANCE
3 7531 03086883 1

www.ingramcontent.com/pod-product-compliance
Ingram Content Group UK Ltd.
Pitfield, Milton Keynes, MK11 3LW, UK
UKHW012310240726
13966UKWH00005B/1765